BPCO

CE QUE VOUS DEVEZ SAVOIR
(QUESTIONS ET REPONSES)

Par Rumi Michael Leigh

Introduction

Je voudrais vous remercier et vous féliciter pour le téléchargement de ce livre, "*BPCO, ce que vous devez savoir (questions et réponses)*" séries.

Ce livre vous aidera à comprendre, à réviser et à avoir de bonnes connaissances générales et des mots-clés sur la BPCO et mieux comprendre ce que vivent les gens qui souffrent de cette maladie.

Encore merci d'avoir téléchargé ce livre, j'espère que vous l'apprécierez !

Chapitre 1

1) Qu'est-ce que la BPCO ?

- La BPCO est une obstruction bronchique irréversible qui est caractérisée par la bronchite chronique et l'emphysème.

2) De quoi est constituée la maladie de BPCO ?

- La maladie de BPCO est constituée de la bronchite chronique et l'emphysème.

3) Qu'est-ce que la bronchite chronique ?

- La bronchite chronique est une inflammation chronique des bronches.

4) Qu'est-ce que l'emphysème ?

- L'emphysème est la destruction de la paroi des alvéoles par élargissement ou distension.

5) Quelle est la différence entre la BPCO d'origine bronchique et la BPCO d'origine emphysème ?

- La différence entre la BPCO d'origine bronchique et la BPCO d'origine emphysème est que dans la BPCO d'origine bronchique, il y a la toux mais dans la BPCO d'origine emphysème, il n'y a pas de toux.

6) Est-ce que l'emphysème est réversible ?

-      Non, l'emphysème est irréversible.

7)   Combien y-a-t-il de stade dans la BPCO ?

-      Il y a 4 stades de la BPCO.

8)   Quels sont les 4 stades de la BPCO ?

-      Le stade léger
-      Le stade modéré
-      Le stade sévère
-      Le stade très sévère.

9)   Qu'est-ce qu'une maladie évolutive ?

-      Une maladie évolutive est une maladie chronique
       qui évolue avec le temps.

10)   Quand peut-on dire que quelqu'un a une
      bronchite chronique ?

-      Il faut que la toux dure au moins 3 mois dans
       l'année et 2 ans consécutive sans que d'autres
       maladies respiratoires soient présentes.

Chapitre 2

1) Est-ce que la BPCO est réversible ?

- Non, la BPCO n'est pas réversible.

2) La BPCO est-elle traitable ?

- Oui, la BPCO est traitable.

3) Est-ce que les personnes atteintes de la BPCO peuvent avoir une vie normale ?

- Oui, s'ils améliorent leur mode de vie et suivent les conseils de leur médecin.

4) A quel âge est-ce que les personnes atteintes de la BPCO sont souvent diagnostiquées ?

- Les personnes atteintes de la BPCO sont souvent diagnostiquées dès 40 ans.

5) Quels sont les principaux signes cliniques de la BPCO ?

- Les principaux signes cliniques de la BPCO sont :

- La dyspnée
- La toux chronique et
- L'expectoration.

6) Qu'est-ce qui aggrave toujours les symptômes de la BPCO ?

- L'effort aggrave toujours les symptômes de la BPCO.

7) Nommer un symptôme majeur de la BPCO.

- La fatigue musculaire.

8) Quelles sont les deux formes cliniques principales de la BPCO ?

- La BPCO stable et l'exacerbation aiguë.

9) Qu'est-ce qu'une exacerbation ?

- L'exacerbation est une aggravation des symptômes existants d'une maladie.

10) Quels sont les traitements d'exacerbation de la BPCO ?

- Le traitement par bronchodilatateurs.
- L'administration d'antibiotiques.
- La corticothérapie systémique.

Chapitre 3

1) Quel est le tissu des poumons ?

- Le tissu des poumons est le parenchyme pulmonaire.

2) Nommer une différence entre la structure de la trachée et celle des bronchioles.

- Les bronchioles n'ont pas de cartilage.

3) Les poumons ont combien de type de protéine ?

- Les poumons ont 2 types de protéine.

4) Quel est le nom des protéines des poumons ?

- Le nom des proteins des poumons sont :

- L'élastine et
- Le collagène.

5) Quelle est la fonction de l'élastine des poumons ?

- La fonction de l'élastine des poumons consiste de la distension et la rétraction des poumons.

6) Quelle est la fonction du collagène des poumons ?

- La fonction du collagène des poumons est le maintien des poumons.

7) Qu'est-ce qui arrive quand il y a peu d'élastine dans les poumons ?

- Les poumons deviennent rigides.

8) Quelle est la fonction des cellules caliciforme ?

- Les cellules caliciformes produisent du mucus qui emprisonnent et expectorent les déchets : elles ont une fonction de protection.

9) Qu'est-ce que l'expirium actif ?

- L'expirium actif est l'utilisation de la force pour expirer.

10) Est-ce que l'expirium est un processus actif ?

- Non, l'expirium est un processus passif.

Chapitre 4

1) Quels sont les mécanismes physiopathologiques de la BPCO ?

   Les mécanismes physiopathologiques sont :

   - L'inflammation de l'arbre bronchique.
   - Le remodelage.
   - L'emphysème centro-lobulaire.

2) Que provoque l'inflammation de l'arbre bronchique de la BPCO ?

   - L'inflammation de l'arbre bronchique provoque la toux grasse et les expectorations blanchâtres le matin.

3) Que provoque le remodelage de la BPCO ?

   - Le remodelage de la BPCO est une diminution de la lumière bronchique, ce qui provoque une résistance à l'écoulement de l'air, ce qui engendre une dyspnée à l'effort.

4) Quels sont les sibilances ?

   - Les sibilances sont des bruits, sifflement pendant la respiration.

5) Peut-on entendre les sibilances sans stéthoscope ?

- Oui, on peut entendre les sibilances sans stéthoscope.

6) Qu'est-ce que l'acide lactique ?

- L'acide lactique est un déchet métabolique produit lorsque les muscles produisent des efforts intenses et prolongés pendant un certain temps.

7) Qu'est-ce que le stress oxydatif ?

- Le stress oxydatif se produit quand les systèmes antioxydants ne peuvent plus gérer l'accumulation des radicaux libres.

8) Quels sont les radicaux libres ?

- Les radicaux libres sont des déchets produit lorsqu'une partie de l'oxygène est métabolisée par notre organisme.

9) Est-ce que l'hémoglobine s'associe plus facilement avec l'oxygène ou avec le CO2 ?

- L'hémoglobine s'associe plus facilement avec le CO2.

10) Quelles sont les complications de la BPCO ?

- Les complications de la BPCO sont l'hypertension pulmonaire, le cancer des poumons, des maladies cardiaques, etc.

Chapitre 5

1) Quelle est la cause principale de la BPCO ?

- La cause principale de la BPCO est le tabagisme.

2) Nommer 3 substances du tabac.

- Les 3 substances du tabac sont :

- La nicotine,
- Le monoxyde de carbone, et
- Les goudrons.

3) Est-ce que la nicotine stimule le système sympathique ou parasympathique ?

- La nicotine ne stimule pas le système parasympathique, elle stimule le système sympathique.

4) Est-ce que le tabagisme pourrait être mauvais pour les muscles squelettiques ?

- Oui, le tabagisme pourrait être mauvais pour les muscles squelettiques.

5) Est-ce que le tabagisme passive peut provoquer la BPCO ?

- Oui, le tabagisme passive peut aussi provoquer la BPCO.

6) Quel est l'effet de la nicotine sur l'organisme ?

-    L'effet de la nicotine sur l'organisme est que la nicotine augmente la tension artérielle, elle mène à la dépendance, et elle détériore les artères.

7)   Quel est l'effet du monoxyde de carbone sur l'organisme ?

-    L'effet du monoxyde de carbone sur l'organisme est que le monoxyde de carbone provoque l'hypoxie.

8)   De quelle manière est-ce que le monoxyde de carbone peut provoquer l'hypoxie ?

-    La manière dont le monoxyde de carbone peut provoquer l'hypoxie est que le monoxyde de carbone se fixe à l'hémoglobine, ce que donne la carboxyhémoglobine, ce qui diminue le transport d'oxygène dans le corps.

9)   Quel est l'effet des goudrons sur l'organisme ?

-    L'effet des goudrons sur l'organisme est que les goudrons immobilisent les cils vibratiles et couvrent les voies respiratoires ce qui diminuent l'échange gazeux entre les alvéoles et le sang.

10) Quel est le seul examen qui permet de poser un diagnostic de la BPCO ?

-    Le seul examen qui permet de poser un diagnostic de la BPCO est l'épreuve respiratoire fonctionnelle.

Chapitre 6

1) Qu'est-ce que le conditionnement ?

- Le conditionnement est lorsqu'une personne ne fait pas assez d'effort physique.

2) Qu'est-ce que le reconditionnement ?

- Le reconditionnement est l'entraînement musculaire.

3) Quel genre d'exercice peut-être proposer à un patient BPCO ?

- Par exemple, la marche et le vélo.

4) Qu'est-ce qui est plus important lors d'un réentraînement chez un patient BPCO ?

- L'intensité de l'exercice.

5) Quel est l'origine de la dysfonction musculaire de la BPCO ?

  - L'origine de la dysfonction musculaire de la BPCO sont :

  - Le tabagisme,
  - L'inactivité physique,
  - La dénutrition,
  - L'inflammation systémique,
  - Le stress oxydatif,
  - etc.

6) Quels sont les avantages de l'administration d'oxygène chez un patient lors d'un cas de la BPCO pendant l'effort ?

- Les avantages de l'administration d'oxygène chez un patient lors d'un cas de la BPCO pendant l'effort sont l'augmentation de l'endurance, la diminution de l'acide lactique, etc.

7) Qu'est-ce que la stimulation électrique transcutanée ?

- La stimulation électrique transcutanée est une stimulation électrique pour oxyder et augmenter la force musculaire.

8) La stimulation électrique est souvent indiquée pour quel type de patients ?

- La stimulation électrique est souvent indiquée pour les patients alités qui n'ont pas les moyens (la force, l'énergie nécessaire) pour faire un programme d'entraînement physique et pour les personnes en état critique.

9) Qu'est-ce qu'un drainage bronchique ?

- Un drainage bronchique est une technique utilisée pour enlever l'excès de mucus dans les bronches.

10) Qu'est-ce que le VEMS ?

- Le VEMS est le Volume Expiratoire Maximal par Seconde.

Chapitre 7

1) Que faut-il pour qu'il y ait des échanges gazeux entre les alvéoles et les capillaires ?

   - Pour qu'il y ait des échanges gazeux entre les alvéoles et les capillaires, il faut que le rapport entre la perfusion et la ventilation soit équilibré.

2) Qu'est-ce que la perfusion ?

   - La perfusion est la quantité de sang qui parvient aux capillaires des alvéoles pulmonaires.

3) Qu'est-ce que la ventilation ?

   - La ventilation est la quantité d'air qui parvient aux alvéoles pulmonaires.

4) Quels sont les volumes respiratoires ?

   - Les volumes respiratoires sont :

   - Le volume de réserve inspiratoire (VRI).
   - Le volume courant (VC).
   - Le volume de réserve expiratoire (VRE).
   - Le volume résiduel (VR).

5) Quelle est la valeur du volume de réserve inspiratoire (VRI) ?

- La valeur du volume de réserve inspiratoire (VRI) est de 3100 ml.

6) Quelle est la valeur du volume courant (VC) ?

- La valeur du volume courant (VC) est de 500 ml.

7) Quelle est la valeur du volume de réserve expiratoire (VRE) ?

- La valeur du volume de réserve expiratoire (VRE) est de 1200 ml.

8) Qu'est-ce que le volume résiduel ?

- Le volume résiduel est le volume qui reste dans les poumons même après l'expiration.

9) Quel est le rôle du volume résiduel ?

- Son rôle est de garder les alvéoles ouvertes donc pour éviter l'affaissement des alvéoles.

10) Est-ce que le volume résiduel chez un patient BPCO est diminué ou augmenté ?

- Le volume résiduel chez un patient BPCO est augmenté.

Chapitre 8

1) Pourquoi est-ce que le volume résiduel chez un patient BPCO est augmenté ?

- Le volume résiduel chez un patient BPCO est augmenté car due au rétrécissement des voies aériennes, l'air ne peut pas être évacué facilement.

2) Quelle est la valeur de l'espace mort dans le volume courant ?

- La valeur de l'espace mort dans le volume courant est de 150 ml.

3) Nommer les capacités respiratoires.

Les capacités respiratoires sont:

- La capacité inspiratoire.
- La capacité expiratoire.
- La capacité vitale.
- La capacité pulmonaire totale.

4) Quelle est la valeur de la capacité inspiratoire ?

- La valeur de la capacité inspiratoire est de 3600 ml.

5) Quelle est la valeur de la capacité expiratoire ?

- La valeur de la capacité expiratoire est de 2400 ml.

6) Quelle est la valeur de la capacité vitale ?

-   La valeur de la capacité vitale est de 4800 ml

7) Quelle est la valeur de la capacité pulmonaire totale ?

-   La valeur de la capacité pulmonaire totale est de 6000 ml

8) Quels sont les volumes respiratoires dans la capacité inspiratoire ?

-   Le volume de réserve inspiratoire (3100 ml) et le volume courant (500 ml).

9) Quels sont les volumes respiratoires dans la capacité expiratoire ?

-   Le volume de réserve expiratoire (1200 ml) et le volume résiduel (1200 ml).

10) Qu'est-ce que la capacité vitale ?

-   La capacité vitale est le volume d'air total nécessaire pour les échanges vitaux.

Chapitre 9

1) Est-ce que la capacité vitale chez une personne BPCO est augmenté ou diminué ?

- La capacité vitale chez une personne BPCO est diminué.

2) Qu'est-ce que l'atélectasie ?

- L'atélectasie est l'affaissement des alvéoles pulmonaires.

3) Est-ce que l'atélectasie est réversible ?

- Oui, l'atélectasie est réversible.

4) Est-ce que les poumons peuvent être vide ?

- Non, les poumons ne sont jamais vides. Il reste toujours le volume résiduel dans les poumons.

5) Qu'est-ce que la polyglobulie ?

- La polyglobulie est une anomalie de l'augmentation des érythrocytes.

6) Quelles sont les érythrocytes ?

- Les érythrocytes, aussi appelés les globules rouges, leur rôle est de transporter de l'oxygène.

7) Est-ce que la valeur d'érythrocyte est plus haute ou plus bas chez une personne atteinte de BPCO ?

- La valeur d'érythrocyte est plus haute car il y a une augmentation de production d'érythrocyte pour combler le déficit en oxygène.

8) Quel est le traitement d'une BPCO d'origine virale ?

- Le traitement d'une BPCO d'origine virale est un traitement bronchodilatateur.

9) Quel est le traitement d'une BPCO d'origine bactérienne ?

- Le traitement d'une BPCO d'origine bactérienne est un traitement antibiotique.

10) Est-ce que toutes les exacerbations de la BPCO nécessitent un traitement antibiotique ?

- Non, toutes les exacerbations de la BPCO ne nécessitent pas un traitement antibiotique.

Chapitre 10

1) Pourquoi est-ce que toutes les exacerbations de la bronchopneumopathie chronique obstructive (BPCO) ne nécessitent pas de traitement antibiotique ?

- Toutes les exacerbations de la bronchopneumopathie chronique obstructive (BPCO) ne nécessitent pas de traitement antibiotique car il s'agit souvent d'une infection locale limitée.

2) Est-ce que la bronchopneumopathie chronique obstructive (BPCO) peut être une anomalie génétique ?

- Oui, la bronchopneumopathie chronique obstructive (BPCO) peut être une anomalie génétique.

3) Quelle est la cause de l'anomalie génétique ?

- La cause de l'anomalie génétique est le déficit de l'alpha 1- antitrypsine.

4) Quel genre d'alimentation est très importante pour les personnes atteintes de la bronchopneumopathie chronique obstructive (BPCO) ?

- Pour les personnes atteintes de la bronchopneumopathie chronique obstructive

(BPCO), une alimentation protéinée est très importante afin de développer les muscles.

5) Pourquoi est-ce que les personnes atteintes de la bronchopneumopathie chronique obstructive (BPCO) doivent être bien hydraté ?

- Les personnes atteintes de la bronchopneumopathie chronique obstructive (BPCO) doivent être bien hydraté afin de fluidifier le mucus.

6) Quels sont les effets secondaires des corticostéroïdes ?

- Les effets secondaires des corticostéroïdes sont l'hyperglycémie, l'ostéoporose, le risque d'infection, etc.

7) Qu'est-ce que l'ostéoporose ?

- L'ostéoporose est la perte de la densité osseuse.

8) Pourquoi est-ce que les personnes qui prennent des corticostéroïdes ont des risques d'infections ?

- Les personnes qui prennent des corticostéroïdes ont des risques d'infections car les corticostéroïdes abaissent le système immunitaire.

9) Qu'est-ce que l'anticholinergique ?

- L'anticholinergique est une substance qui bloque le neurotransmetteur acétylcholine dans le système nerveux central et périphérique.

10) Quelle est la fonction d'acétylcholine ?

- L'acétylcholine est un neurotransmetteur qui provoque la contraction des muscles squelettique. Il joue un rôle dans les cycles du sommeil et joue également un rôle dans le système endocrinien.

Conclusion

Merci encore une fois d'avoir téléchargé ce livre. J'espère que cela vous a aidé à comprendre l'effet de la BPCO sur la vie des gens qui souffrent de cette maladie.

S'il vous plaît, si vous avez apprécié ce livre, j'aimerais que vous laissiez un commentaire. Il serait apprécié.

Je vous remercie.

www.ingramcontent.com/pod-product-compliance
Lightning Source LLC
Chambersburg PA
CBHW051144250726
48655CB00007B/3225